OVARIOTOMIE

PRATIQUÉE

LE 2 JUILLET 1883

PAR

Le Dr CATERNAULT

EX-PROSECTEUR DE L'ÉCOLE PRÉPARATOIRE D'ANGERS
EX-INTERNE DES HÔPITAUX DE LA MÊME VILLE
EX-SECRÉTAIRE ET ASSISTANT DE KŒBERLÉ DE STRASBOURG
MEMBRE DE L'INSTITUT DOSIMÉTRIQUE DE PARIS
MEMBRE CORRESPONDANT DE LA SOCIÉTÉ DE MÉDECINE D'ANGERS

TOURS

IMPRIMERIE ROUILLÉ-LADEVÈZE

1884

OVARIOTOMIE

TOURS, IMPRIMERIE ROUILLÉ-LADEVÈZE

6, rue Chaude, 6

OVARIOTOMIE

PRATIQUÉE

LE 2 JUILLET 1883

PAR

Le Dr CATERNAULT

EX-PROSECTEUR DE L'ÉCOLE PRÉPARATOIRE D'ANGERS
EX-INTERNE DES HÔPITAUX DE LA MÊME VILLE
EX-SECRÉTAIRE ET ASSISTANT DE KŒBERLÉ DE STRASBOURG
MEMBRE DE L'INSTITUT DOSIMÉTRIQUE DE PARIS
MEMBRE CORRESPONDANT DE LA SOCIÉTÉ DE MÉDECINE D'ANGERS

TOURS

IMPRIMERIE ROUILLÉ-LADEVÈZE

1884

OVARIOTOMIE

PRATIQUÉE LE 2 JUILLET 1883 PAR LE Dr CATERNAULT

GUÉRISON

Au commencement de juin dernier, M. le Dr Perrigault, de Vernantes, me pria de voir avec lui une de ses clientes, affectée depuis fort longtemps d'un kyste de l'ovaire. Les quelques années que j'ai passées avec mon cher maître et ami Kœberlé, comme son secrétaire et médecin-assistant, avaient décidé le Dr Perrigault à me confier sa cliente.

Antécédents. — Femme M..., fermière, demeurant à la Grande-Maison, commune de Vernantes, quarante-six ans. Constitution robuste, sèche, mais affaiblie par la souffrance. Début de la tumeur antérieur au mariage ; mariée à vingt ans : deux grossesses heureuses et accouchements faciles. Veuve depuis une dizaine d'années. Menstruation établie à quinze ans, toujours régulière, cessant à quarante-trois ans. Habitudes un peu alcooliques, dues aux chagrins que lui causait sa tumeur.

De 1860 à 1869 ; six ponctions simples, toutes faites au niveau du flanc droit par Daviers, d'Angers. La première fournit 22 litres ; les suivantes furent moins abondantes. Ni points douloureux, ni vomissements après ces ponctions, mais faiblesses passagères.

En 1868, septième ponction, suivie d'une injection iodée par MM. les docteurs Assier, de Longué, et Perrigault. Quelque temps après, deux poussées de péritonite, la première d'une durée de quinze jours ; la deuxième presque généralisée, très grave, persista plusieurs semaines.

Traitement. — Sangsues, onctions mercurielles, etc., puis état stationnaire du kyste.

Je vis la malade une première fois le 16 juin, avec le Dr Perrigault, et quelques jours plus tard, avec les docteurs Chevalier, de Beaufort, et Laumonier, de Vernoil.

Ventre couleur ardoisée, globuleux dans toute sa partie sous-ombilicale ; système veineux très développé : région épigastrique et hypochondres aplatis : ni éraillures, ni traces des anciennes ponctions. Ligne blanche absolument effacée, introuvable. Circonférence totale du corps, à l'ombilic, $0^{m},92$.

Tumeur ovoïde à grand diamètre transversal, occupant tout l'hypogastre ; surmontée, au niveau de l'ombilic, par une petite tumeur, grosse comme une orange, très saillante, fluctuante, faisant corps avec l'ombilic, à peau très distendue et surtout très amincie.

Grosse tumeur élastique, rénittente, plus compacte à gauche qu'à droite. Matité absolue ; cependant à droite, dans un espace d'environ trois travers de doigts, submatité. Du côté gauche, sur le bord de la tumeur, on a la sensation d'une sorte de cordon large d'environ deux doigts, long d'environ 6 à 8 centimètres et remontant directement en haut, en s'amincissant. Fluctuation appréciable dans tous les sens, mais transmissible, d'une façon douteuse, à la petite tumeur. Parois abdominales légèrement mobiles à gauche ; sans aucune sensations de vibrations : partout ailleurs, immobiles. Col abaissé, petit, mou, un peu entr'ouvert, légèrement devié à droite. Culs-de-sac absolument libres. Rien au cœur.

Depuis quelques mois accroissement rapide de la tumeur restée stationnaire à partir de la dernière péritonite ; douleurs insupportables dans les reins et les cuisses : séjour au lit très pénible, perte complète du sommeil, inappétence et dégoût de la vie ; d'où volonté très arrêtée chez la malade de se faire débarrasser de sa tumeur. Caractère très énergique, état général très bon.

Cas en somme fort peu engageant : difficultés prévues, aussi nombreuses que graves, sans parler de l'inconnu ; opération très laborieuse, de celles pour lesquelles, chez Kœberlé, nous comptions 30 à 35 0[0 seulement de réussites.

Cependant la petite poche très amincie va s'ouvrir à courte échéance. Que s'ensuivra-t-il ?

Un épanchement dans l'abdomen et une péritonite foudroyante, ou une infirmité repoussante, si des adhérences favorables s'établissent et si la malade échappe à ces nouveaux dangers. J'ai soigné, en 1868, un cas analogue (Mme B., de Longué). Cette malade succomba dans le marasme et l'étique, après avoir été pendant dix-huit mois, pour elle, un sujet d'angoisses et un objet de répulsion pour ceux qui l'approchaient.

Aussi l'évolution rapide de la tumeur dans les derniers mois, l'absence très probable d'adhérences dans le petit bassin, et aux principaux viscères (foie, rate, etc.), les péritonites antérieures, le milieu exceptionnellement salubre où se ferait l'opération, les souffrances physiques et morales accusées par la malade, sa robuste constitution, son énergie et sa volonté absolue, me décidèrent à opérer.

Préparation de la malade. — Pendant huit jours, la malade prit par vingt-quatre heures : 20 gouttes Tre rac. aconit, 15 gouttes Tre noix vomique, 25 grammes huile de ricin ; l'avant-veille de l'opération et la veille : sous-nitrate de bismuth, 4 grammes.

Pulvérisations phéniquées, commencées dans la chambre vingt-quatre heures avant l'opération. Lit de fer garni d'une planche dans toute sa longueur, par-dessus deux matelas de crin.

Opération. — Le 2 juillet 1883, en présence et avec l'aide de mes collègues, MM. les docteurs Geslin et Chevalier, de Beaufort ; Perrigault, de Vernantes ; Laumonnier, de Vernoil ; et de M. Cartier, pharmacien en chef des hôpitaux de Saumur, chargé du chloroforme ; après avoir méthodiquement installé la malade, on commença à donner le chloroforme à une heure du soir.

Chloroformisation longue et pénible pour arriver à l'insensibilité complète. A une heure trente-cinq seulement je pus commencer l'opération.

Incision de $0^m,20$, partant de la base de la petite tumeur périombilicale et descendant jusqu'à $0^m,06$ au-dessus du pubis. Ligne blanche absolument disparue ; ce n'était plus qu'une cuirasse de tissu fibreux épais et serré, que je dus diviser lame par lame, très doucement, sur une sonde cannelée, en recherchant comme guides, les vestiges de l'ouraque. Une seule artériole dut être princée.

Arrivé sur la tumeur, je ne pus introduire le doigt entre elle et la paroi que du côté gauche ; encore dans une petite étendue. La tumeur me parut englobée dans une coque fibreuse faisant corps avec presque toute la paroi abdominale. Un instant j'hésitai à poursuivre, me proposant de placer une canule à demeure, ainsi que je l'avais projeté dans mon plan d'opération, si je trouvais des difficultés insurmontables. Mais, étant parvenu à introduire deux doigts, je cherchai à pénétrer plus avant, et ayant encore décollé avec l'ongle environ deux à trois centimètres, j'arrivai sur la partie latéro-postérieure gauche qui me sembla libre dans un certain espace. Je résolus donc de poursuivre, confiant dans ces deux principes de Kœberbé (lui qui n'a jamais laissé aucune opération inachevée) : — Les adhérences sont affaire de temps et de patience ; — Si l'opération ouvre la route, les soins consécutifs sont les vrais moyens pour arriver au but.

Ce ne fut qu'en décollant avec l'ongle, le manche du scalpel ou la spatule, que je pus détacher environ le tiers antérieur du kyste et arriver à la petite tumeur supplémentaire, qui se laissa facilement contourner à sa base avec le doigt. Elle était surajoutée à la grande tumeur, mais elle formait absolument corps avec la paroi abdominale correspondante. Je priai un de mes collègues de vérifier, avant de décider si on tenterait l'énucléation, ou si l'on enlèverait en masse tumeur et paroi; mais la poche très amincie creva sous le doigt de l'explorateur en répandant un liquide inodore, chocolat, très crémeux (liquide hémorrhagique).

Je saisis la déchirure entre deux pinces et j'enfonçai immédiatement le trocart Kœberlé dans la grande tumeur légèrement incisée avec la pointe du bistouri. Elle aussi était friable, elle se déchire. Vite, j'enlève le trocart et avec des pinces j'attire entre les lèvres de l'incision le plus possible de la tumeur, que je fends, d'un seul coup, dans la moitié de sa hauteur. Un flot de liquide, semblable à celui de la petite poche, s'échappe dans des cuvettes successivement placées au-dessous de l'ouverture. Je fais maintenir très exactement les lèvres de la tumeur dans les lèvres de l'incision cutanée et le grand flot écoulé, j'achève de vider la poche d'abord avec un bol et à la fin avec une cuillère. Je retire ainsi près de 7 litres de liquide et pour plus de sûreté je referme l'ouverture avec des pinces croisées.

A ce moment la malade eut un commencement de syncope, dont on eut promptement raison par la ventilation et quelques aspersions d'eau froide.

Restaient de nombreuses adhérences, intestinales, épiploïques et abdominales, — il n'en existait pas avec les gros viscères, ni dans le petit bassin. — Il fallut près de trois heures pour venir à bout de ces adhérences aussi épaisses que vasculaires. Toutes furent successivement détruites : la plus grande partie avec l'ongle et le manche du bistouri ; d'autres coupées après avoir été préalablement saisies avec des pinces ; beaucoup étaient si intimes, que je dus inciser la paroi du kyste, en laissant du côté de l'adhérence la portion du kyste découpée aux dépens de ce dernier. Artères, veines, surfaces saignantes, étaient immédiatement étranglées dans les pinces hémostatiques, si bien qu'à la fin de l'opération il y avait vingt-deux pinces dans l'abdomen.

La petite poche fut entièrement circonscrite et enlevée en bloc avec la portion de paroi ombilicale correspondante (environ $0^{m},08$ de diamètre). Il y avait là fusion intime.

La grande tumeur provenait de l'ovaire gauche, auquel elle tenait par un pédicule, large, vasculaire, et long environ $0^{m},025$. Ayant complètement circonscrit ce pédicule avec le doigt, je glissai sur ce conducteur un fil à fouet et j'en fis serrer le nœud vigoureusement : au-dessous de cette première ligature je plaçai un serre-nœud Kœberlé, dont je serrai convenablement le fil de fer. J'incisai alors le kyste, en taillant à ses dépens un long moignon. Il était 5 heures.

Je procédai à la toilette en commençant par la recherche des vingt-deux pinces errantes dans l'abdomen, toutes munies d'un fil passé dans un anneau. Douze avaient absolument arrêté l'hémorrhagie; les parties saisies par les autres furent liées avec des fils de soie de différentes couleurs : une seule ligature, au niveau du flanc gauche fut faite avec du fil à fouet sur une partie très considérable de l'épiploon liée en masse.

Très peu de sang et de liquide épanchés dans les grand et petit bassins, que je nettoyai ainsi que les intestins, non avec des éponges, mais avec des serviettes de toile très fine, suivant la méthode de Kœberlé. Je remis les anses intestinales en place avec le plus grand soin, et j'étalai minutieusement l'épiploon.

Pendant près de trois heures, plusieurs anses intestinales herniées avaient été maintenues avec la plus grande attention dans des serviettes par les Drs Geslin et Chevallier, qui se succédaient à tour de rôle pour m'aider dans l'énucléation si pénible des adhérences. Je leur exprime ici mes remerciements les plus amicaux et les plus reconnaissants pour le concours si délicat et si laborieux qu'ils n'ont cessé de me prêter pendant toute l'opération. Je remercie aussi les Drs Perrigault et Laumonier, et tout particulièrement M. Cartier, pour la façon habile et attentive dont il a administré le chloroforme.

Réunion par quatre points de suture profonde métallique enchevillée, et quatre points de suture entortillée superficielle.

Le moignon, traversé perpendiculairement par une tige de fer longue de 0m18, qui le maintenait au-dessus des lèvres de la plaie, fut immédiatement enduit de perchlorure de fer à 40 degrés. Le serre-nœud plongeait à 0m,14 de profondeur; de chaque côté, je disposai deux tubes de verre pour l'écoulement des liquides : celui de droite descendant à 0m,12, et celui de gauche à 0m,18 (1).

Pansement. — Charpie sèche et compresses simples recouvertes d'un taffetas ciré. La toilette et le pansement avaient demandé une heure un quart; et l'opération environ cinq heures et demie, depuis la première inhalation de chloroforme jusqu'au réveil de l'opérée.

Chose remarquable, malgré le nombre et la vascularité des adhérences, la quantité de sang perdu atteignait à peine 80 grammes, grâce aux pinces hémostatiques.

Chloroforme employé : 250 grammes.

Pas de vomissements pendant l'opération.

A partir de ce moment jusqu'au sixième jour, alors que tout me parut dans d'excellentes conditions, je ne

(1) Voir ma monographie *Essai sur les tumeurs fibreuses*; J.-B. Baillère, Paris, 1866.

quittai plus l'opérée, dans la chambre de laquelle j'avais fait installer mon lit. Je restai toujours seul auprès d'elle, exerçant la plus grande surveillance et me chargeant de tous les soins à donner.

Suites de l'opération. — 2 *juillet.* — Immédiatement après le réveil, quelques nausées, pas de vomissements, ventre rétracté. Pendant les six premiers jours, et par vingt-quatre heures, sulfate de strychnine et aconitine, à 0 gr. 002; du septième au quatorzième jour : sulfate de strychnine : 0 gr. 002, aconitine : 0 gr. 001. La température n'ayant jamais dépassé 37°9, je n'y reviendrai pas (1).

Dans la soirée, plusieurs pansements, extraction fréquente des liquides au moyen d'une poire en caoutchouc muni d'un embout fin et flexible pouvant plonger jusqu'au fond des tubes en verre.

Pulvérisations phéniquées. Eau pure et bordeaux à la glace, et glace, par cuillerées à café. Nuit bonne, malgré une chaleur accablante et un orage épouvantable qui dura vingt-quatre heures. Cathétérisme de trois en trois heures. Urines convenables.

3 *juillet.* — Un seul vomissement vers six heures du matin. Ce n'est qu'à sept heures du matin que la malade distingue pour la première fois les aiguilles de la pendule. Soins et pansements *ut supra.* Cathétérismes. Urines bonnes et régulières.

(1) Voir le tableau du pouls et de la température, page 31.

A deux heures du soir, *urines volontaires abondantes et claires;* à quatre heures et demie et sept heures, mêmes urines *volontaires.*

Depuis ce moment, elles n'ont jamais cessé d'être volontaires, claires et abondantes : la malade urinait quatre à cinq fois dans les vingt-quatre heures environ, 700 grammes à 800 grammes en tout. Malgré l'importance de ce symptôme, pour éviter des redites, je n'y reviendrai plus. Plusieurs pansements, lavages à l'eau phéniquée. Pulvérisations.

4 *juillet.* — Nuit très bonne jusqu'à quatre heures du matin. Flanc gauche douloureux au niveau de la grosse ligature. Six sangsues à six heures; trois autres à neuf heures. Sulfate de quinine, 0, 10, chaque heure; compresses froides, enveloppées en toile cirée. Odeur caractéristique de la décomposition du pédicule. Extraction de liquide par les tubes; lavages avec solution de sulfate de fer au 1/10.

Ces lavages au sulfate de fer ont été continués jusqu'à la chute complète du pédicule et remplacés alors par des lavages avec le sulfite de soude, et le soir même l'odeur avait disparu pour ne plus revenir.

Dans l'après-midi, ventre très tendu par les gaz, qui ne pouvaient sortir.

Dilatation digitale de l'anus. Contraction considérable du sphyncter ; il me fallut trois quarts d'heure pour arriver à introduire l'index et le médius. *Absence de matières, de douleur et de chaleur dans le rectum;* vers six heures du soir, gaz nombreux par l'anus, grand soulagement ; à sept heures, gaz encore plus abondants, ventre souple et distendu.

A partir de ce moment, boissons ad libitum, vin, eau, bouillon, lait,... etc. Fait à noter : de tous les liquides, c'est du *petit vin blanc aigrelet*, recueilli dans la ferme, qui passait le mieux, il en a été ainsi jusqu'au moment où la malade s'est levée. Nuit très bonne, très bon sommeil. Pansement id.

5 *juillet*. — Enlèvement de la suture inférieure profonde ; placée trop près du pédicule, qui se nourrissait par imbibition ; je dus même déchirer la cicatrice, déjà bien reprise, dans une étendue de près de 0^m 02.

Pédicule isolé par une feuille de plomb ; attouchements avec perchlorure de fer.

Extraction des première, deuxième et troisième épingles. Pansement au collodion, ouate et cordonnets (suture sèche de Kœberlé) (1). Extraction des tubes en verre, remplacés par des faisceaux de tubes en caoutchouc. Peu à peu ces tubes furent d'abord diminués de nombre, ensuite progressivement de longueur jusqu'à cicatrisation. Je n'en reparlerai plus.

6 *juillet*. — Sérosité abondante. Pansements, etc., id.

Vers une heure du soir, la malade fait un mouvement brusque en dormant ; immédiatement douleur vive

(1) Voir ma monographie *Essai sur les tumeurs fibreuses;* J.-B. Baillère, Paris, 1866.

dans l'hypochondre gauche, s'irradiant jusque dans l'aisselle du même côté. Rigollot, compresses froides : la douleur persistant, 6 sangsues, sulfate de quinine, 0,05 chaque heure.

A six heures du soir, douleur sensiblement diminuée. Enlèvement de la dernière épingle et des première et deuxième sutures profondes. Léger suintement séro-purulent au niveau de l'angle supérieur de la plaie, par le trajet d'une ligature, quelques gouttelettes de pus crémeux par le trajet des sutures profondes.

Depuis l'isolement du pédicule et le dernier badigeonnage, moignon absolument momifié.

Enlèvement du serre-nœud ; le fil de fer restant en place, est introduit dans un tube en caoutchouc.

7 *juillet.* — La malade n'étant point encore allée à la garde-robe, lavement simple, sans résultat.

8 *juillet.* — Lavement au miel, coliques violentes, gaz, à peine quelques scybales.

Deux heures du soir. — Malade mise sur son séant pendant près de deux heures. Massepains et lait caillé.

9 *juillet.* — Lavement au miel, coliques vives, quelque peu de matières.

Enlèvement de la dernière suture profonde ; quelques gouttes de pus très crémeux sortent par son trajet.

10 *juillet.* — Huile de ricin : deux selles abondantes, pus crémeux abondant par le trajet de la grosse ligature. Bourgeons charnus, à marche beaucoup trop rapide, réprimés par des lavages au sulfite de soude.

11 *juillet.* — Rien.

13 *juillet.* — La broche qui soutenait le pédicule se détache.

14 *juillet.* — Chute de l'anse du fil de fer de serre-nœud ; elle avait 0^{m},015 de diamètre.

15 *juillet.* — Chute totale du moignon ; bourgeons charnus exubérants, pus d'excellente nature, répression par sulfite de soude.

Depuis ce moment rien de remarquable à noter. Les ligatures sont successivement tombées, la grosse en fil à fouet le 6 août, celles en soie, du 16 juillet à fin août. Chaque jour la malade s'est assise sur son lit jusqu'au 27 juillet, jour où elle s'est levée et à marché sans difficultés ni souffrances. Toute la partie de la plaie réunie par les points de suture a repris par première intention et ne présente aujourd'hui qu'une cicatrice linéaire. La partie qui entourait le pédicule est moins régulière. Ayant été obligé de quitter la malade le 1er août, elle n'a pas su diriger ni comprimer les derniers bourgeons charnus.

J'ai revu cette femme le 24 septembre. Longueur totale de la cicatrice 0^{m},19 ; elle forme une petite courbe à concavité regardant à gauche, due à l'ablation en masse de la petite tumeur et de la partie correspondante de la paroi abdominale.

Depuis le 20 août, la femme M... a repris la vie commune.

« Je vais, je travaille comme tout le monde, me disait-

« elle, toute joyeuse, je ne souffre nulle part, je vis et « ne veux plus mourir. ».

Tout ce qui a servi à l'opération, instruments, linges, éponges..., etc..., avait été préalablement désinfecté; les instruments par le feu, les autres objets par l'acide phénique.

Examen de la tumeur. — Tumeur provenant de l'ovaire gauche, de forme ovulaire, à loge uniloculaire, formée de deux sacs, très inégaux (grande et petite tumeur). Kyste de nature excessivement friable, ne criant pas sous le scapel ; d'épaisseur très inégale, tellement aminci par endroits qu'il semble prêt à crever ; ce qui explique pourquoi la petite poche se déchira si facilement. A la paroi externe se voient les implantations des nombreuses adhérences ; la paroi interne présente les traces de plusieurs éraillures, d'âges différents, résultats soit des ponctions, soit de l'injection iodée ou de déchirures spontanées : d'où nature absolument hémorrhagique du liquide. Nombreux vaisseaux, ovaire droit légèrement hypertrophié, couvert de cicatrices.

J'aurais voulu relater cette observation d'une façon plus rapide, mais n'est-ce pas à la chirurgie qu'il faut appliquer ce précepte d'Horace :

. . . . . . *Hæ nugæ seria ducent.*

REFLEXIONS

Quæranus quid optimum, non quid usitatissimum.
(SENEC.)

Souvent, dans nos résolutions, nous laissons une trop large part aux craintes et aux appréhensions des hommes éminents qui nous ont précédé dans la carrière. Les exemples comme les préceptes qu'ils nous ont légués leur survivent et font sentir leur influence longtemps après eux. Chaque jour, cependant, la science marche, les moyens d'action deviennent plus nombreux, plus sûrs, mais il faut toujours un long temps.

Il y a peu d'années encore, ne professait-on pas les craintes les plus grandes à l'endroit du péritoine ? et cela d'une façon générale, absolue, si bien que, en 1858, l'Académie de médecine de Paris proscrivait l'ovariotomie, comme au temps d'Ambroise Paré le Collège de chirurgie avait proscrit l'opération césarienne ? Et les générations qui suivent, imbues de ces préceptes partis de haut lieu, docilement s'inclinent : *Magister dixit.*

Cependant, si l'on en croit l'histoire, l'ovariotomie n'est pas une invention moderne ; des faits, dus quelques-uns à des hommes grossiers et étrangers à la science, d'autres à des chirurgiens hardis, de temps en temps éclairaient la route.

Athénée (liv. XII, Λειπνοσοφισων) rapporte, d'après Xanthus, qu'Andromystès, roi de Lydie, avait fait pratiquer la castration à des femmes destinées à remplacer les eunuques.

D'après Hésychius et Guidas (*Fragm. histor. Græcorum*, édit. F. Didot, 1841), Gygès, roi de Lydie, aurait fait subir la même opération à des femmes, dans le but de prolonger leur jeunesse.

Pline raconte qu'un certain Praxagoras, dans les cas d'iléus, fendait le ventre, enlevait l'obstacle, recousait le tout et guérissait ses malades.

En 1500, J. Nufer, châtreur de cochons dans un village de Suisse, pratiqua la gastrotomie sur sa propre femme et sauva et la mère et l'enfant. Cet exemple est rapporté par G. Baudin, professeur à l'Académie de Bâle, lequel vivait à la fin du XVIe siècle et avait connu plusieurs enfants de l'opérée.

Régnier de Grâaf, en 1672 (*De semine muliebri*), parle d'un paysan (*rusticus*) qui châtra sa propre fille, surprise en flagrant délit (*ut erat forte sues fœminas castrandi peritus*).

Pott, dans son *Traité des hernies*, cite une demoiselle à laquelle il dut enlever les deux ovaires herniés, irréductibles, et cela sans que la santé de la jeune fille eût à en souffrir ; seulement les seins s'affaissèrent et les règles ne reparurent plus.

Ces faits, dus en quelque sorte au hasard, furent sans doute, par le plus grand nombre, relégués dans le domaine de l'exception et de la curiosité ; néanmoins, en dépit des jugements contraires, ils durent certainement éveiller l'attention des praticiens observateurs et servir de thèmes à leurs méditations.

Il est probable que Schorkopff, en 1685, avait connaissance de ces faits quand il émettait la pensée que, dans la maladie des ovaires, l'extirpation pourrait bien être efficace (*Mém. de la Soc. de chirurgie*, t. II). Cette pensée de Schorkopff avait-elle pénétré en Ecosse ? je l'ignore. Quoi qu'il en soit, en 1701, un docteur anglais, appelé *Houstown*, opérait un kyste volumineux de l'ovaire avec autant de hardiesse que de bonheur. Il s'agissait d'une dame âgée de cinquante-huit ans, souffrant, depuis treize années, d'un kyste de l'ovaire gauche. Cette dame vint trouver Houstown, pendant qu'il était en voyage aux environs de Glascow, et elle sollicita avec tant d'empressement et de volonté que le médecin anglais se décida à opérer. Voici comment l'opérateur rend compte de sa manière d'agir :

« Je puisai, je dois l'avouer, toute ma hardiesse dans la résolution de la malade ; si bien que, sans perdre de temps, je préparai tout ce qui était possible en raison du lieu. Avec une lancette à abcès, je fis une incision d'un pouce : mais, trouvant cette ouverture trop petite, je l'agrandis de deux pouces, et comme il ne sortait qu'un peu de sérosité jaunâtre, je me hasardai à l'augmenter encore de deux pouces. Je fus très alarmé, après avoir fait une aussi grande incision, de trouver seulement une substance glutineuse, qui faisait saillie à travers cette ouverture. La difficulté était de l'enlever. Je l'essayai en vain avec les doigts. Cette matière était tellement glissante, qu'elle ne pouvait être saisie malgré les plus grands efforts. Je manquais, dans cette localité, de presque tout ce qui m'était nécessaire; mais je cherchai à me tirer d'embarras à l'aide d'un instrument fort bizarre, bon néanmoins, et le meilleur dans ces circonstances, parce qu'il répondait au but que je me proposais. Je pris un fort éclat de bois de chauffage pareil à ceux dont les pauvres se servent d'ordinaire, dans cette contrée, pour brûler en guise de chandelle. J'entortillai autour de cette pièce de bois un peu de filasse, et je l'introduisis dans la plaie.

« En l'y tournant çà et là, j'attirai au dehors une substance plus épaisse qu'une gelée, ou plutôt semblable à de la colle fraîche que l'on coulerait avant qu'elle soit figée, de la longueur de deux yards (1 m. 80); la longueur en haut était de dix pouces; on enleva ensuite neuf quarts (10 litres) d'une pareille matière, en même temps que je rencontrai une tumeur stéatomateuse et athéromateuse avec quelques hydatides de grandeurs variables, contenant une sérosité jaunâtre : la moindre d'entre elles était grosse comme une orange; à ces diverses parties étaient joints quelques grands lambeaux de membranes qui semblaient être des portions de l'ovaire distendu. Alors j'exprimai, je serrai dehors tout ce que je pus, et je cousis la plaie en trois endroits, à distances à peu près égales. »

Comme pansement : compresse enduite de baume de Lucatel, et par-dessus, compresse d'eau-de-vie française chaude. Bandage de corps, eau de cannelle, de menthe et de sirop de diacode... Guérison rapide. Opérée au mois d'août 1701, cette dame jouit d'une très bonne santé jusqu'en 1714, époque à laquelle elle succomba à une maladie qui avait duré dix jours.

Cette curieuse observation, longuement rapportée dans *Philosophical Transactions*, vol. XXXIII, London, 1726, traduite par Kœberlé, est antérieure environ d'un siècle aux deux opérations qui passaient jusqu'ici pour les deux premières ovariotomies : opération de L'Aumonier de Rouen, 1781 ; — opération de Mac Dowall, de Dauville, 1809.

L'ayant retrouvée dans mes notes, j'ai cru devoir la reproduire ici au double point de vue de l'intérêt qu'elle présente, et de la date de priorité. Toutefois, la pratique de Houstown ne trouva point d'imitateurs immédiats, elle fut oubliée.

Comment en aurait-il été autrement? Les opérations sur le péritoine n'étaient-elles pas toujours frappées d'ostracisme? C'était bien là le *Noli me tangere*. Néanmoins, la fréquence des tumeurs abdominales préoccupait les médecins, réduits à gémir de l'impuissance des moyens médicaux employés contre cette redoutable affection. Aussi, au XVIIIe siècle, Peyer (*Acta Helvetiæ*, t. I, Bâle, 1751), et plus tard et successivement, Tozzetti (*Prima racolta di osservationi medic.*, Florence, 1752), Thedens (*Nova acta natur. curios.*, t. V), Delaporte (*Mém. de l'Acad. royale de chirurgie*, t. II, 1753), osent proposer l'opération.

Mais de Haen, W. Hunter, Morgani, V. Swieten, dominés par les idées régnantes, combattent cette proposition, qui reste dans l'oubli jusqu'au moment où Morand vint l'appuyer de sa courageuse autorité. Mais ce ne fut qu'en 1781 que les idées défendues par Morand furent mises à exécution par un chirurgien français, L'Aumonier, de Rouen. Il opéra le 5 janvier 1781, une personne âgée de vingt-un ans, et le 20 février suivant, elle était complètement guérie. L'Aumonier termine la relation de son opération par ces paroles : « Cet exemple et celui de l'amputation totale de l'utérus et du vagin pratiquée avec succès, autorisent également à assurer qu'avec les connaissances profondes de l'économie, il n'est guère d'organes sur lesquels on ne puisse exercer avec avantage les diverses opérations de la chirurgie. »

Cette réflexion terminale de L'Aumonier était une prédiction qui devait bientôt s'accomplir. En effet, quelques années encore, et l'anatomie devait acquérir un développement inattendu, immense, et la chirurgie, guidée par elle, allait marcher à pas de géant à la clarté toujours sûre de ce brillant flambeau. Vainement, en 1858, l'Académie de médecine de Paris proscrivait l'ovariotomie. C'est précisément à partir de cette époque, qu'elle se répand de plus en plus dans la Grande-Bretagne et aux États-Unis. En 1862, un jeune docteur de Strasbourg, Kœberlé, enhardi par les conseils du professeur Schutzenberger, importait en France cetteopération déjà populaire chez nos hardis voisins.

Ses remarquables succès attirèrent les regards, et l'ovariotomie fit si rapidement son chemin, que non seulement elle a conquis sa place parmi les grandes opérations, mais que, aujourd'hui, elle figure à juste titre, parmi les moins meurtrières, ainsi que le prouvent les chiffres ci-dessous :

Résultats des grandes opérations, d'après le Dr Negroni :

	Total	Guéris	Guérisons p. 100
Ligature des grandes artères (Imman et Philips).	370	247	66.75
Amputation des membres (Malgaigue)	852	520	61
Ligature de la sous-clavière (Imman)	40	22	55
Herniotomie (Cowper et Imman)...............	622	326	52.40
Désarticulation du coude (Legouest)...........	»	»	52
— de l'épaule —	»	»	40.50
Amputation de la cuisse (Malgaigne)...........	200	78	39
Désarticulation fémorale (Cox).................	24	6	25
— — (Legouest)...........	»	»	12
— du genou —	»	»	13

Voici maintenant les résultats obtenus par les principaux ovariotomistes :

	Opérations	Guérisons	Guérisons p. 100
Sp. Wells........	800	584	73
Keith............	229	194	85
C. Clay..........	250	182	81
B. Brown........	111	76	68
W. Atlee........	246	172	70
Kimball..........	121	80	66
M. Sims.........	12	10	84
Boinet...........	76	48	60
Péan	154	108	70
Kœberlé { Totalité	293	218	70
Kœberlé { dont les 150 dernières		222	82 (1)

(1) Dans ses remarquables leçons sur les maladies des femmes, Lombee Atthil, de Dublin, affirme que sur 100 femmes atteintes de

L'ovariotomie a donc fait ses preuves, les faits sont là, et l'avenir est à elle. Comme à toutes les bonnes choses, il lui a fallu l'épreuve du temps et de la lutte ; mais telle est la force des anciennes traditions, qu'aujourd'hui, malgré leurs brillants résultats, ces mots *gastrotomie*, *ovariotomie*, *opération césarienne*, *laparotomie*, produisent toujours une certaine impression sur nos imaginations encore imbues des jugements d'autrefois ! Et quand il s'agit de décider une gastrotomie, ne pourrai-on pas appliquer à beaucoup ces paroles :

... Meliora video, pessima sequor.

Il reste donc comme un vieux levain des erreurs du passé ; mais les faits parlent, et ce vieux vestige s'effacera d'autant plus vite que chacun de nous mettra

kystes ovariques, non opérées, 12 seulement vivent une moyenne de dix années, et 88 environ une moyenne de trois ans, et prenant pour les guérisons obtenues par l'opération la moyenne de 75 guérisons p. 100, il conclut en ces termes : « D'ailleurs, il ne « faut pas perdre de vue que, ne réussît-on que 75 fois sur 100, ce « ne serait pas moins encore 50 femmes rappelées à la vie, qui, « sans l'opération, seraient mortes dans l'espace de trois années ; « et encore faisons-nous la part bien large aux cas non traités, qui « survivent, d'après nos suppositions, trois ans..... La question « est donc celle-ci : En laissant la malade abandonnée à elle-« même, aura-t-elle la chance d'être au nombre des 12 pour 100 « qui continuent à vivre pendant dix ans au plus ? Ne serait-elle « pas plutôt une des 88 autres qui doivent succomber dans le tiers « et même moins de ce temps ? » (Lombee Atthill, *Trad. P. Lavoie*, 1882.)

plus d'empressement et de franchise à apporter sa part de faits et d'enseignements.

Voici ceux que je crois devoir tirer de l'opération de la femme M... :

Les injections iodées sont très inférieures à l'ovariotomie. Elles ne guérissent pas radicalement les kystes de l'ovaire, puisque seize ans après l'injection, le kyste de notre malade, qui semblait profondément endormi, se réveille pour reprendre un accroissement à marche rapide.

En outre, ces injections sont plus douloureuses que l'opération de la gastrotomie, puisque la femme M... affirme ne pas avoir souffert, ni pendant, ni après l'opération, tandis que, après l'injection, elle a vu sa vie en grand danger, et à plusieurs reprises, sans compter les souffrances morales et physiques qu'elle a endurées.

Enfin, l'injection n'a été chez elle qu'un palliatif, puisque, ensuite, elle n'a jamais pu vivre de la vie de tout le monde, ni travailler, tandis qu'aujourd'hui elle a repris la vie commune et travaille, affirme-t-elle, comme si elle n'avait jamais eu d'infirmité.

Les pinces hémostatiques sont extrêmement précieuses au double point de vue du sang épargné et du temps gagné.

Dans les grands traumatismes, la plus large part revient aux soins consécutifs. Chez Kœberlé, nous ne quittions jamais les opérées tant que les choses n'étaient pas parfaitement enrayées ; jamais aucun pansement n'était confié à une main étrangère.

Le choix du milieu dans lequel on opère est de la plus haute importance. Du reste, plus de doute aujourd'hui, aux grands traumatismes il faut l'air pur de la campagne, et je pourrais citer ici beaucoup de faits qui me sont personnels : amputations, ablations de tumeurs, taille hypogastrique, hernies, blessures profondes par instruments tranchants, opération césarienne, heureuse pour la mère et l'enfant..., qui toutes ont guéri par première intention.

Du reste, cette influence *du milieu* est ce qui m'a le plus frappé dans le cours de ma carrière médicale.

Je pourrais relater encore le fait de Mme B., fermière, près Longué ; cette femme, actuellement bien portante, eut le ventre fendu par un coup de corne de vache, voilà six ans. Son mari lava les intestins sortis et souillés d'ordures, refoula le tout dans le ventre et recousit la plaie. La blessée guérit sans encombre. *Durum genus*, disait Horace

Aujourd'hui, avec les moyens puissants dont nous disposons : alcaloïdes (1), méthode antiseptique, etc...,

(1) Je rappellerai ici que l'opérée a été préparée pendant huit jours par les teintures de noix vomique et de racines d'aconit; qu'après l'opération elle a pris, par vingt-quatre heures :

	Sulfate de strychnine	Aconitine
Du 1er au 6e jour. . . .	0.002	0.002
Du 7e au 14e jour. . . .	0.002	0.001

quelque grandes que paraissent les difficultés, chaque fois que la volonté de la malade l'exige, — que le milieu dans lequel on doit opérer est favorable, — que des accidents à marche rapide mettent péril en la demeure, — que, surtout, l'état général est bon, — je crois qu'il faut prêter une oreille attentive à ce précepte de Celse : *Melius anceps consilium quam nullum,* et le suivre.

Sinon, il n'y a plus qu'à plier sa tente; et, signant une paix honteuse avec la maladie, la laisser, souveraine maîtresse, envahir successivement l'économie tout entière, entraînant fatalement ses victimes au tombeau.

Quas dulcis vitæ exortes...
Abstulit atra dies et funere mersit acerbo.

que le pouls et la température des quatorze premiers jours ont donné :

	Pouls	Température		Pouls	Température
Après opération.	80	37,3	8e jour. .	78	37,6
1er jour. . . .	80	37,5	9e jour. .	85	37,9
2e jour. . . .	80	37,6	10e jour. .	85	37,8
3e jour. . . .	80	37,7	11e jour. .	80	37,6
4e jour. . . .	80	37,7	12e jour. .	78	37,6
5e jour. . . .	75	37,6	13e jour. .	75	37,6
6e jour. . . .	75	37,5	14e jour. .	76	37,6
7e jour. . . .	80	37,6			

Ensuite, pouls et température normaux.

3355 — Tours, imp. Rouillé-Ladevèze.

www.ingramcontent.com/pod-product-compliance
Ingram Content Group UK Ltd.
Pitfield, Milton Keynes, MK11 3LW, UK
UKHW032024260826
14628UKWH00006B/2701

9 782019 649425